DU TRAITEMENT

DES

MALADIES CHARBONNEUSES

CHEZ L'HOMME

PAR LES INJECTIONS SOUS-CUTANÉES

D'IODE EN SOLUTION

PAR

LE DOCTEUR A. CHIPAULT

ANCIEN INTERNE DES HOPITAUX DE PARIS

CHIRURGIEN CHEF DE SERVICE A L'HOTEL-DIEU D'ORLÉANS

MEMBRE CORRESPONDANT DE LA SOCIÉTÉ DE CHIRURGIE DE PARIS

MEMBRE DU CONSEIL CENTRAL D'HYGIÈNE DU LOIRET

ET DE LA SOCIÉTÉ D'AGRICULTURE, SCIENCES, LETTRES ET ARTS D'ORLÉANS

CHEVALIER DE LA LÉGION D'HONNEUR

PARIS

LIBRAIRIE GERMER-BAILLIÈRE ET Cie

108, BOULEVARD SAINT-GERMAIN, 108

1880

DU TRAITEMENT

DES MALADIES CHARBONNEUSES

CHEZ L'HOMME

PAR LES INJECTIONS SOUS-CUTANÉES D'IODE EN SOLUTION

DU TRAITEMENT

DES

MALADIES CHARBONNEUSES

CHEZ L'HOMME

PAR LES INJECTIONS SOUS-CUTANÉES
D'IODE EN SOLUTION

PAR

LE DOCTEUR A. CHIPAULT

ANCIEN INTERNE DES HOPITAUX DE PARIS

CHIRURGIEN CHEF DE SERVICE A L'HOTEL-DIEU D'ORLÉANS

MEMBRE CORRESPONDANT DE LA SOCIÉTÉ DE CHIRURGIE DE PARIS

MEMBRE DU CONSEIL CENTRAL D'HYGIÈNE DU LOIRET

ET DE LA SOCIÉTÉ D'AGRICULTURE, SCIENCES, LETTRES ET ARTS D'ORLÉANS

CHEVALIER DE LA LÉGION D'HONNEUR

PARIS

LIBRAIRIE GERMER-BAILLIÈRE ET Cie

108, BOULEVARD SAINT-GERMAIN, 108

—

1880

DU TRAITEMENT

DES MALADIES CHARBONNEUSES

CHEZ L'HOMME

PAR LES INJECTIONS SOUS-CUTANÉES D'IODE EN SOLUTION

La méthode antivirulente, qui consiste à traiter par les injections sous-cutanées iodées les maladies charbonneuses est née d'hier. Tout l'honneur en revient à M. le docteur Davaine ; et c'est d'ailleurs sous l'inspiration des travaux de ce savant expérimentateur que je publie aujourd'hui les quatre observations suivantes, dans le but de vulgariser un traitement facile à faire et destiné à remplacer la cautérisation et les autres moyens employés pour combattre le charbon.

Déjà Stanis Cézard, en novembre 1873, d'après les indications de M. Davaine, avait recours, avec les docteurs Collot et Jailliot, aux injections d'iode, pour soigner et guérir un de ses amis atteint d'œdème malin des paupières. L'observation est relatée dans le *Recueil de médecine vétérinaire* (août et septembre 1874).

En 1876, Bourguignon soigne avec succès par les injections hypodermiques iodées un garçon boucher de 18 ans atteint de pustule maligne à la tempe. Ce fait est publié dans la *Gazette médicale de Strasbourg*, n° 5 — 1876, et analysé dans la *Revue des Sciences médicales d'Hayem*. Année 1877. T. X. page 297.

En 1878, le docteur Baladoni, de San-Leo (Italie), a publié un cas d'intoxication charbonneuse soignée et guérie par la solution de teinture d'iode au 2/1000 à l'intérieur, et par des applications sur les plaies de charpie imbibée de la solution au 1/100. Ce fait a été analysé par le docteur Gallez, dans un rapport qu'il a présenté à l'Académie royale de médecine de Belgique, dans la séance du 30 mars 1878. Dans ce cas, les injections ne paraissent pas avoir été employées.

D'autres faits ont été publiés en faveur de l'iode ; mais je ne crois pas qu'on puisse les invoquer. Ainsi l'observation recueillie par M. Raimbert en 1874 et analysée par M. Davaine à l'Académie de médecine, le 18 mai 1875, ne saurait prouver l'efficacité de l'iode, pas plus que le fait observé par M. Rémy en 1876 et rapporté également par M. Davaine à la séance de l'Académie le 27 juillet dernier, puisque dans ces deux cas la cautérisation et l'iode ont été employés.

Je ne crois pas non plus que le traitement iodé puisse être mis seul en cause et considéré comme ayant échoué dans les deux faits que M. René Raimbert relate dans son excellente thèse qu'il vient de soutenir devant la Faculté de Paris, avec ce titre : *Les nouvelles acquisitions sur les maladies charbonneuses.* En effet, dans la IVe observation, le traitement iodé a été précédé de deux cautérisations ; les injections hypodermiques au 1/500 ont été employées, mais pendant un seul jour, le troisième après le début de la pustule maligne. De plus, le mal augmentant, le traitement n'a pas été continué. D'autre part le malade n'a pas pris de solution à l'intérieur, et aucune application iodée n'a été faite sur la région malade.

Dans la Ve observation, il s'agit aussi d'une pustule maligne. Le mal se déclare le 21 septembre 1876. Le 23, M. Raimbert père fait l'abrasion des vésicules et applique sur la surface dénudée de l'ouate imbibée d'une solution d'iode au 1/500. Le 24, matin, même traitement. Dans la soirée, le gonflement des joues et des paupières augmente. Cette augmentation fait renoncer au traitement par la solution d'iode ; cautérisation au sublimé. Le 25, la tuméfaction a diminué. Le 30, la guérison est assurée.

Dans ce cas, il n'y a pas eu d'injection ni solution donnée en boisson ; il n'y a eu que des applications de compresses imbibées d'une solution d'iode au 1/500 pendant 36 heures environ. On ne peut donc pas dire que le traitement iodé a été employé méthodiquement.

La preuve scientifique de l'efficacité de l'iode ne peut être donnée que par des observations dans lesquelles l'iode seul a été utilisé. Le traitement mixte ne peut fournir aucune preuve.

En 1874, j'ai eu moi-même recours au traitement

mixte, contre un œdème malin des paupières, chez R.., boucher à Orléans. J'avais employé la cautérisation autour du foyer, avec la potasse caustique, puis, voyant qu'elle restait sans effet, j'avais donné l'iode à l'intérieur en solution ; mais la guérison ayant eu lieu, malgré la dureté de l'œdème et son étendue considérable, malgré l'intoxication générale qui avait mis le malade en danger, je n'eus jamais la pensée d'attribuer ce résultat plutôt à la médication iodée qu'à la cautérisation. Je parlai de ce fait au point de vue de son intérêt clinique seulement, sans le considérer comme preuve de l'efficacité de l'iode; mais dès ce moment je pris la résolution d'employer, à la première occasion, le traitement iodé d'une manière complète, sans mélange d'aucune autre médication, afin de pouvoir conclure rigoureusement. Cette année, l'occasion s'est présentée à moi, en mai, en juillet, au commencement et à la fin d'août. Ces quatre observations offrent un grand intérêt. Je vais les rapporter avec détails. La première a été envoyée à la Société de chirurgie le 24 juillet, et lue à la séance du 4 août. La première et la seconde ont été résumées succinctement par M. Davaine, le 27 juillet, à l'Académie de médecine, dans une note qu'il a lue sur le traitement des maladies charbonneuses chez l'homme. Je viens de recueillir la troisième sur un enfant de trois ans et demi. Quant à la quatrième, elle concerne une femme de 68 ans, atteinte d'œdème malin des paupières de l'œil gauche.

J'ai rédigé la première observation d'après les notes de mon interne, M. Boulle.

1re OBSERVATION. — *Pustule maligne de l'avant-bras droit sur une femme enceinte de six mois. Injections sous-cutanées avec la solution iodée au 1/4000. — La même solution est donnée en boisson. — Guérison.*

La femme P..., âgée de trente-quatre ans, entre le 13 mai 1880, à la salle Froberville de l'Hôtel-Dieu. Cette femme, de constitution assez forte, enceinte de six mois, est employée comme journalière chez une marchande de fruits et de volailles. Elle porte sur le bord radial de l'avant-bras droit, vers son tiers inférieur, une tache noire de 2 centimètres de hauteur sur 4 centimètres de largeur, déprimée, entourée d'une zone de phlyctènes, couleur lie de vin.

A la partie externe de la face dorsale de la main et sur la racine du pouce, se trouve un amas de petites phlyctènes, irrégulièrement distribuées, remplies, les unes d'un liquide clair, les autres d'une sérosité sanguinolente.

La tache noire et les phlyctènes reposent sur une base dure, ligneuse. Le bras et la main sont, comme l'avant-bras, très-œdématiés, mais l'empâtement n'a plus la même dureté qu'à l'avant-bras. La peau est lisse, tendue, d'une coloration très-légèrement jaune et sillonnée de quelques traînées rougeâtres ; du côté de la main la peau est plutôt rosée.

La main est boursouflée ; les doigts fortement fléchis dans la paume de la main sont très-gonflés et presque immobiles.

La palpation douloureuse sur la main et l'avant-bras l'est moins sur le bras. Les mouvements sont très-limités.

La circonférence du coude normal est de 24 centimètres et du coude malade de 32 c. 7 m.

La malade sent bien remuer son enfant.

P. 108. T. 37° 2.

Quelques nausées, malaise général.

L'avant-bras est entouré de charpie maintenue humide en permanence avec la solution d'acide phénique (20 grammes pour 1000 d'eau).

Le 12 dans la soirée, céphalalgie intense.

P. 110. T. 37° 4.

Eau vineuse. Même pansement.

Je prie mon confrère et ami, le docteur Dubujadoux, d'inoculer un cobaye avec de la sérosité sanguinolente, extraite des phlyctènes entourant la tache noire.

14 matin. P. 110. T. 37° 4. Le gonflement et la dureté n'ont pas changé. Les phlyctènes entourant la pustule sont plus développées qu'hier et ont une teinte grise.—Eau vineuse, potion avec 6 grammes d'alcoolature d'aconit.

Soir. La pression est plus douloureuse au pli du coude où apparaissent de nouvelles petites phlyctènes remplies d'une sérosité claire. L'œdème s'étend sur l'épaule et au-dessus de la clavicule. Les ganglions de l'aisselle restent douloureux.

P. 106. T. 37° 6.

15 matin. L'état reste le même. L'œdème sus-claviculaire n'a pas diminué.

P. 106. T. 37° 8.

Nausées, anxiété. De grosses phlyctènes renfermant un liquide jaunâtre, disposées en traînées longitudinales, apparaissent autour du poignet, aux faces dorsale et palmaire.

Le cobaye inoculé dans la soirée du 13 est mort ce matin. Par le râclage du tissu cellulaire, au niveau des plaies d'inoculation, on obtient un peu de sérosité où déjà l'on peut trouver des bactéridies.

Dans le sang de la rate, du foie et des poumons, les bactéridies se montrent en quantité beaucoup plus nombreuse que les globules sanguins entre lesquels elles se trouvent accumulées.

J'institue immédiatement le traitement iodé.

Deux injections hypodermiques, de 20 gouttes chacune, sont pratiquées à quelques centimètres au-dessus de la zone phlycténoïde, avec la solution suivante :

> 0,25 d'iode,
> 0,50 d'iod. de potassium,
> Un litre d'eau.

Ces injections provoquent une douleur assez vive qui dure environ une demi-heure.

La malade prend en outre, toutes les deux heures, la moitié d'une petite tasse de la solution.

Soir. Dans la journée quelques nausées.

P. 110. T. 36° 4.

Deux nouvelles injections, dans la même région, chacune de 20 gouttes de la solution iodée.

16 matin. Nuit assez bonne. Quelques nausées, ptyalisme. Un peu de gêne dans la gorge. La malade a toussé souvent. Le membre a un peu dégonflé. L'empâtement de l'épaule a diminué. La clavicule est plus saillante.

P. 106. T. 36° 6.

Deux injections de 20 gouttes chacune. Solution iodée à l'intérieur.

Continuation des compresses imbibées d'eau phéniquée appliquées sur l'avant-bras.

Soir. La malade a mangé un peu. Etat général meilleur. La toux continue. Céphalalgie moins marquée. Les phlyctènes qui entourent l'escharre s'affaissent, et la surface noire se trouve dès lors plus étendue; toute cette zone phlycténoïde a participé au sphacèle.

L'œdème de l'épaule a diminué, il ne remonte plus guère que vers l'insertion inférieure du deltoïde. Les ganglions de l'aisselle ne sont presque plus douloureux,

Quatre injections de dix gouttes chacune.

Solution continuée à l'intérieur.

L'urine est analysée; elle a une coloration vert olive très-foncé. Sa densité est de 1025.

500 grammes rendus depuis ce matin, 10 heures, jusqu'à présent 5 heures du soir, donnent 13 grammes d'urée. — Par l'addition d'acide azotique, effervescence gazeuse très-abondante, ce qui indique un excès de carbonate. — Au bout d'un instant, l'urine, au contact de l'acide azotique, se sépare en quatre couches diversement colorées, une supérieure d'un vert clair, une seconde blanchâtre, une troisième d'un vert sombre, une quatrième inférieure d'un rouge foncé. — Par l'acide azotique et la chaleur, on ne trouve aucune trace d'albumine.

Recherche de l'iode. Si l'on mélange une solution d'amidon à l'urine étendue d'eau pour diminuer l'intensité de sa coloration propre, il ne se produit aucun changement de couleur; mais il suffit d'ajouter quelques gouttes d'acide azotique pour provoquer le bleuissement du liquide. D'autre part, l'action directe de l'acide azotique sur la solution d'amidon est restée sans résultat. L'iode absorbé ne se retrouve donc pas dans l'urine à l'état libre, mais à l'état d'iodure. Mais les effets physiologiques observés, ptyalisme, gêne de la gorge, toux, ne peuvent réellement être attribués qu'à l'iode et non aux 0,50 centigrammes d'iodure de potassium.

17. Matin. La malade se trouve à l'aise.

La toux persiste.

P. 96. — T. 36° 4.

La dureté de l'œdème a diminué au niveau de l'avant-bras, là où elle était si accentuée hier encore. La circonférence du coude est de 31 centimètres 7 millimètres. Elle est d'un centimètre en moins depuis deux jours. Le centre de l'escharre se déprime de plus en plus, elle est entourée d'une nouvelle zone de phlyctènes.

Quatre injections iodées de dix gouttes.

Même solution à l'intérieur.

Pour déterminer le degré de virulence, un second cobaye est inoculé.

Soir. Même état général. — Même état local.

P. 96. T. 36° 4.

Quatre injections de dix gouttes, chacune ; elles sont aussi douloureuses que les premières, et la douleur dure presque aussi longtemps. —Les piqûres antérieures n'ont laissé aucune trace.

18. Matin. Nuit bonne. Etat général satisfaisant. Diminution notable de l'œdème. La circonférence du coude n'est plus que de trente centimètres.

Deux injections de dix gouttes.

Soir. P. 90, T. 36° 6. La malade a mangé avec appétit.

Pas d'injection. — La solution est continuée à l'intérieur.

19. Matin. P. 70. T. 36° 4. La malade est très-calme. Elle sent bien remuer son enfant. La tache noire initiale est très-déprimée ; elle est entourée d'une zone noirâtre un peu moins foncée et développée sur un plan un peu plus élevé ; cette zone est elle-même plus déprimée que le cercle de phlyctènes qui l'entoure.

Pas d'injection ; la solution est continuée à l'intérieur.

Soir. P. 90. T. 36° 8. L'œdème diminue de plus en plus. La main est beaucoup moins gonflée ; les doigts commencent à exécuter leurs mouvements.

20. Matin. P. 80. T. 36° 4. Bonne nuit.

Soir. P. 80. T. 36° 8. État général satisfaisant.

L'état local va toujours s'améliorant. Les phlyctènes du poignet et de la main s'affaissent.

La malade ressent des fourmillements, mais pas de douleur. Dans toute l'étendue du membre, excepté dans la région de la pustule, la sensibilité est intacte.

La solution est supprimée.

21, Matin. P. 80. T. 36° 5.

Soir. P. 80. T. 36° 7.

Bon état général. La malade dort et mange bien. Elle tousse encore un peu.

L'état local va s'améliorant chaque jour.

L'escharre est de plus en plus déprimée ; autour d'elle et en dedans de la zone des phlyctènes qui l'entoure commence à se former le cercle éliminatoire.

Quelques piqûres d'injections sont légèrement enflammées et un peu douloureuses.

Vin de quinquina. — Pansement phéniqué.

22. Matin. P. 90. T. 36° 5.

Soir. P. 90. T. 36° 8.

La main a presque sa forme naturelle, ainsi que l'avant-bras ; il reste un peu de gonflement au niveau du coude.

Les fourmillements qui existaient hier encore dans la main ont cessé.

Le cercle éliminatoire s'accentue autour de l'escharre.

23. Matin. P. 80. T. 36° 4.

Soir, P. 90. T. 37°.

Le gonflement a encore diminué ; le coude ne mesure plus que vingt-six centimètres de circonférence. L'escharre est très-affaissée, noire. Le cercle éliminatoire est taillé à pic; il se dessine davantage. Toutes les phlyctènes ont disparu.

24. Matin. P. 70. T. 36° 8.

Soir. P. 68. T. 37°.

Bon état général. Bon état local. Les bords de l'escharre se détachent de plus en plus.

25. Matin. P. 80. T. 37°.

Soir. P. 80. T. 37°, 1.

Le membre a repris presque son volume normal. La circonférence du coude malade n'est plus que de vingt-cinq centimètres ; du côté normal, elle est de vingt-quatre.

L'escharre est déprimée de deux millimètres et demi au-dessous du niveau de la peau.

La malade s'est levée une heure sans fatigue.

26, Matin. P. 80. T. 36° 6.

Soir. P. 80. T. 37°.

27. P. 80. T. 37°.

28-29 mai. La malade continue à se lever. Etat satisfaisant. La grossesse continue son cours régulier.

30 mai. P. 70, T. 37° Tout le membre a repris sa forme naturelle. Il a recouvré ses mouvements normaux. L'escharre est très-profonde et continue à se détacher. Le cercle éliminatoire mesure cinq millimètres de largeur dans toute sa circonférence.

Vin de quinquina. Continuation du pansement phéniqué.

Les jours suivants, l'amélioration continue.

7 juin. L'escharre qui mesure environ quatre millimètres d'épaisseur commence à se détacher par sa face profonde ; mais le 11 seulement, j'enlève les brides qui la rendent encore adhérente au fond de la plaie.

Cette plaie a une forme presque régulièrement arrondie ; ses bords sont taillés à pic et mesurent cinq millimètres de hauteur. Les bourgeons charnus sont très-francs. La plaie se comportant normalement, la femme P. demande à sortir de ma salle, et je le lui permets le 15 juin. La grossesse continue son cours.

Le 15 juillet la plaie est cicatrisée.

De 20 août, la femme P. accouche d'un enfant à terme et très-vigoureux.

Le cobaye qui a été inoculé le 17 mai, au moment où la malade commençait à aller mieux ne s'est nullement trouvé influencé par l'inoculation et il continue aujourd'hui 20 août à se bien porter.

Dans cette observation, plusieurs points méritent d'attirer l'attention. Tout d'abord la preuve du diagnostic est faite, et si les signes cliniques suffisent à l'établir, aucun doute n'est plus possible après l'inoculation et la mort du cobaye dont le sang renfermait une quantité considérable de bactéridies.

D'autre part, la preuve de la valeur du traitement est donnée aussi, puisque deux jours après l'emploi des injections sous-cutanées la malade va mieux, et cette amélioraton coïncide avec la disparition des bactéridies, ce qui est démontré par une inoculation restée stérile faite aussi sur un cochon d'Inde.

Enfin la méthode antivirulente seule a été employée; c'est donc à elle seule que la guérison peut et doit être rapportée.

La femme P. venait de sortir de l'Hôtel-Dieu depuis quelques jours, lorsqu'une seconde pustule maligne s'offrit à mon observation chez un homme travaillant de laine brute. Le mal fut soignée par les injections et les boissons iodées et la guérison s'effectua avec une grande rapidité.

IIe OBSERVATION. — *Pustule maligne de l'avant-bras droit.*
Injections hypodermiques avec une solution au 1|2000.
La même solution donnée en boisson. Guérison.

N. homme de peine a chargé de la laine brute, le 15 juillet. Dans la même journée, il s'aperçut qu'il portait à la face antérieure de l'avant-bras droit un petit bouton rouge, et qu'il souffrait dans l'aisselle. N. prit ce bouton pour un clou et ne s'en inquiéta pas; mais le lendemain 16, N. éprouve des frissons, des nausées, un grand malaise;

d'autre part sentant de vives démangeaisons au niveau du bouton et des douleurs plus accentuées dans l'aisselle, il vient me montrer son bras que j'examine avec mon confrère et ami le docteur Beaurieux ; il était 9 heures du soir. Vers le milieu de la face antérieure de l'avant-bras droit, il existe une escharre noire, sèche, légèrement déprimée, entourée d'une aréole rouge à vésicules mal dessinées. Une traînée rouge partant de l'aréole remonte le long de la partie interne du bras. Il existe de l'œdème dans toute l'étendue de l'avant-bras ; et l'œdème est dur au pourtour de la pustule.

Potion avec 6 grammes d'alcoolature d'aconit.

Compresses imbibées d'eau phéniquée.

17 matin. L'escharre est plus déprimée que la veille. L'aréole circulaire est constituée par un gonflement vésiculaire plutôt que par des vésicules bien nettes. La traînée d'angioleucite est moins marquée ; les ganglions axillaires sont toujours douloureux.

Un cobaye est inoculé.

Dans la journée le malade éprouve quelques nausées ; le malaise a augmenté. Les vésicules de l'aréole sont plus nettes, l'œdème dur est plus étendu et plus accentué.

J'institue le traitement iodé.

Deux injections sous-cutanées sont faites au pourtour de la pustule avec la seringue de Pravaz remplie de la solution suivante :

0,50 centigrammes d'iode,
1   gramme d'iodure de potassium,
1   litre d'eau distillée.

Toutes les deux heures, on fait boire au malade la moitié d'une petite tasse à café de la même solution.

Des compresses imbibées du même liquide sont appliquées sur l'avant-bras.

Soir, T. 38. P. 90. L'état nauséeux persiste. Le malaise a augmenté.

La pustule est plus ombiliquée que tantôt. L'aréole a augmenté d'étendue.; les vésicules sont plus nettes encore. L'œdème est plus étendu et plus dur ; il y a une grande gêne dans les mouvements des doigts qui sont comme engourdis.

Trois injections sous-cutanées.

Même solution en boisson, toutes les trois heures,

Même pansement iodé.

18 matin. T. 37°,4. P. 86. Les envies de vomir ont disparu. Nuit assez bonne. L'escharre n'a pas augmenté d'étendue. Le boursouflement aréolaire persiste. L'induration est la même. Ganglions moins douloureux.

Deux injections sous-cutanées.

La solution est continuée en boisson. Même pansement.

Soir. T. 38. P. 84. Légère céphalalgie. Peu d'appétit. Même état local.

Trois injections. Même solution. Même pansement. Le malade commence le second litre de la solution.

19 matin. T. 37°,5. P. 80. Le boursouflement aréolaire a beaucoup diminué. L'escharre reste la même. La dureté de l'œdème a un peu diminué. Les doigts sont toujours gênés dans leurs mouvements.

Deux injections. Même boisson. Même pansement.

Soir. T. 38. P. 76. La langue est saburrale ; l'appétit n'est pas revenu. Pas d'envie de vomir.

Le cercle d'élimination commence à apparaître autour de l'escharre. L'aréole est affaissée. La dureté a diminué notablement.

20 matin. Le malade se sent beaucoup mieux.

T. 37°,2. P. 68.

On ne fait plus d'injections. La solution est continuée en boisson. Même pansement.

Soir. T. 37°,4. P.70. Le bras n'est presque plus douloureux; l'œdème dur a beaucoup diminué ; les doigts ont repris leur souplesse.

Cessation de tout traitement..

22. Bon état général. Toute gêne a disparu dans l'avant-bras ; il ne reste plus qu'un peu de dureté à la base de la pustule, dont je détache l'escharre ; il existe à sa place une cupule à bords taillés à pic, les bourgeons charnus sont rouges.

Les jours suivants la plaie a bel aspect et la cicatrisation commence.

L'inoculation du cobaye est restée stérile. L'animal se porte bien.

Ce fait est aussi probant que le premier.

Malgré l'insuccès de l'inoculation, les signes cliniques sont trop nets pour que le diagnostic soit douteux. Il est impossible de ne pas attribuer au traitement le résultat obtenu, puisque l'iode a été la seule médication employée.

On m'a objecté que ces malades auraient pu guérir sans traitement. Mais, jusqu'à ce jour aucun signe ne permettant d'établir s'il y a plusieurs espèces de pustule maligne, l'objection tombe d'elle-même. L'accepter serait nier toute thérapeutique ; et jusqu'à ce que les signes différentiels soient nettement indiqués, le médecin serait coupable de rester inactif ; il doit traiter énergiquement toutes les pustules malignes, toutes les maladies charbonneuses, sous peine d'avoir à subir de profondes et graves désillusions.

IIIe OBSERVATION. — *Pustule maligne de la joue gauche
sur un enfant de 3 ans et demi. — Injections hypodermiques avec une solution d'iode au 1/2000. — La
même solution est donnée en boisson. — Guérison.*

Le 16 août, à 11 heures du soir, je suis appelé chez
M. G., fabricant de chandelles à Orléans, pour son petit
garçon âgé de 3 ans et demi, qui, depuis deux jours,
porte à la joue gauche un bouton d'abord rouge dont le
centre est devenu très-vite noirâtre sans que la santé
générale soit troublée ; mais le soir, quoique l'enfant ait
joué comme à son habitude dans la journée, la mère a
remarqué qu'il avait peu d'appétit et qu'il était dans un
état de malaise très-accentué ; l'ayant couché, elle fut
effrayée de voir que la tache noire était plus étendue
et que la joue et le cou avaient augmenté de volume ;
c'est alors qu'elle m'envoya chercher.

A mon arrivée, j'examine l'enfant ; il est calme ; il porte,
au milieu de la joue gauche une tache noire, circulaire,
déprimée, entourée d'un gonflement vésiculaire plutôt
que par des vésicules bien nettes. Ce cercle vésiculaire
a un millimètre de largeur ; il est rempli d'un liquide
séreux, limpide ; toute la joue sur laquelle repose cette
pustule est très-gonflée, œdèmatiée ; mais l'œdème n'est
réellement dur que dans une zone de deux centimètres
au pourtour de l'escharre. La peau a sa coloration nor-
male ; elle est cependant très-légèrement rosée en dehors
du cercle vésiculeux. A gauche, le cou participe à l'œ-
dème jusqu'à la clavicule ; les ganglions sont volumineux, durs, un peu douloureux à la pression. L'enfant,
très-intelligent, dit qu'il souffre dans toute cette région
et jusque dans l'œil correspondant. Le pouls est à 120.

Le traitement iodé est institué.

Toutes les deux heures, donner à l'enfant deux grandes cuillerées de la potion suivante :

3   grammes teinture d'iode,
50   sirop de sucre,
0,50   d'iodure de potassium,
450   d'eau distillée.

Appliquer sur la région malade des compresses imbibées du même mélange. .

17, matin. L'enfant a pris régulièrement ce qui était ordonné : dix cuillerées de la potion, ce qui représente environ huit centigrammes d'iode, sans compter ce qui a pu être absorbé par la peau, à l'aide des compresses.

La joue et les ganglions sont un peu moins gonflés. La tache noire est plus déprimée et plus sèche. Le cercle vésiculaire est comme affaissé. P. 120.

Soir, 4 heures. L'enfant est moins à l'aise. L'œdème est le même ; les ganglions ont augmenté ; je n'hésite pas à faire à quelques centimètres du foyer infectieux deux injections sous-cutanés avec la seringue de Pravaz, remplie de la solution. Je la pousse lentement. L'enfant les supporte bien.

Soir, 10 heures. L'enfant est calme. L'œdème et les ganglions ont diminué de volume. L'escharre est toujours sèche. Le cercle vésiculaire est remplacé par un liseré rougeâtre. P. 120. Nouvelles injections, Même boisson. Même pansement,

18, matin. L'œdème et les ganglions ont encore diminué ; l'escharre est plus déprimée ; le liseré rouge circulaire a augmenté. P. 110. Pas d'injection. La solution étant terminée, j'en fais reprendre une seconde pour les boissons et le pansement. La mère me dit que l'enfant a eu peu d'appétit ce matin, mais je le trouve gai et vraiment dans de bonnes conditions.

19, matin. L'escharre est très-sèche ; le liseré élimina-toire est plus accusé qu'hier, surtout en haut. L'œdème a encore diminué ; les ganglions sont moins volumineux mais ils sont encore durs et un peu douloureux à la pres-sion. Bon état général. P. 100. Même boisson. Même pansement.

20. L'enfant est beaucoup mieux. L'escharre continue à se détacher sur les bords.

21 et 22. L'enfant continue à bien aller.

23. L'escharre ne tient plus que par quelques adhé-rences que je détache facilement. La santé de l'enfant est excellente.

Cette observation est doublement intéressante.

Le traitement iodé, seul employé, a donné un résultat rapide ; et il a réussi chez un enfant de trois ans et demi qui, par la bouche et en injections sous-cutanées, a pu absorber en trois jours près de trois grammes de teinture d'iode, c'est-à-dire l'équivalent de 0,25 centi-grammes d'iode métallique.

J'ai pu observer le fait suivant grâce à l'obligeance amicale de mon confrère, le docteur Jacquet, de Neu-ville-aux-Bois :

IVe OBSERVATION. — *Œdème malin des paupières de l'œil gauche. — Injections hypodermiques avec la solution d'iode au 1/1000 d'abord et au 1/250 ensuite. La solu-tion au 1/1000 est donnée en boisson. — Guérison.*

La femme M..., âgée de 68 ans est d'une constitution débile ; atteinte de rhumatisme chronique, elle a les mains complètement déformées ; son travail est restreint ; elle aide son mari qui est marchand de peaux et équarrisseur.

Le samedi 21 août, la femme M. . . s'aperçoit que ses paupières de l'œil gauche sont atteintes d'un léger gonflement et que sur la pommette du même côté il existe une plaque rouge, dure, de la largeur d'une pièce de deux francs, indolore, ne provoquant aucune démangeaison, mais une simple sensation de tension.

22 août. — La plaque s'est un peu agrandie dans la journée et à son niveau, la peau paraît recouverte de petites élevures qui font bientôt place à des vésicules dont la rupture laisse suinter un liquide clair, citrin, assez abondant pour imbiber le mouchoir dont la malade avait enveloppé sa tête.

23. La plaque dure s'accroît encore ; les vésicules sont nombreuses et disséminées sans ordre sur toute cette région. Les paupières sont très-œdématiées.

24 matin. La malade, qui habite les environs de Neuville, voyant que l'enflure augmente, vient demander avis à mon excellent confrère le docteur Jacquet qui me fait venir aussitôt et nous constatons ensemble l'état suivant ; il est une heure de l'après-midi.

Les paupières de l'œil gauche sont envahies par un œdème tel qu'il est impossible , même en les soulevant, de voir leurs bords libres. L'œdème occupe également la joue, la tempe et une partie du cou ; au niveau de la région malaire et temporale, l'œdème est très-dur, d'une dureté ligneuse ; sur toute la surface malade, il existe un grand nombre de vésicules plus ou moins grosses, remplies de sérosité limpide qui suinte le long de la joue. La peau est d'un rouge légèrement brun vers le bas de la paupière inférieure et la pommette ; sur tout le reste de l'œdème, la peau est d'un jaune très-pâle.— Les ganglions sous maxillaires sont gonflés,

La malade est anxieuse; la respiration est haletante ; il y a eu quelques nausées et de la céphalalgie.

T. 39. — P. 90.

Le traitement iodé est institué immédiatement avec la solution suivante :

> Un gramme, Iode,
> Deux grammes, Iodure de potassium,
> Un litre, Eau.

Six injections sont faites avec la seringue de Pravaz au pourtour du foyer d'induration, de manière à la circonscrire. Les injections sont douloureuses, mais bien supportées.

En boisson, quatre grandes cuillerées de la solution sont données toutes les deux heures.

Enfin des compresses, imbibées du même liquide, sont appliquées sur la région œdématiée.

Le soir, à six heures, l'œdème a la même étendue, mais la dureté paraît un peu moins accentuée du côté inférieur de la joue et vers l'oreille. La malade dit qu'elle se sent un peu plus à l'aise.

T. 39. — P. 90.

Deux nouvelles injections pleines.

Mon confrère et moi, nous n'avons aucun doute sur la nature du mal ; il s'agit bien réellement d'un œdème malin, mais pour éviter toute objection, un cobaye de première force est inoculé à la racine de la cuisse droite, avec quelques gouttes de la sérosité qui suinte des vésicules.

25 matin. — L'induration a gagné en avant ; il s'est fait de nouvelles vésicules. Légère coloration livide sur certains points de la région malaire.

État général mauvais ; grande faiblesse ; respiration accélérée ; envies de vomir, P. 90. — T. 39. — Quatre injections. — Même boisson. — Même pansement.

Soir. — L'état général n'a pas changé. L'induration progresse en avant et en bas. T. 39. — P. 90.

Deux injections.

Un second litre de la solution est commencé.

26 matin. — L'œdème dur s'est étendu jusqu'à l'aile du nez. Le cou est envahi jusqu'à la clavicule, mais dans cette région, il n'existe pas d'empâtement ligneux. Les lèvres sont gonflées. Les paupières gauches sont encore plus boursouflées. Les paupières droites sont également œdématiées, mais légèrement ; entre leurs bords libres, on voit le globe oculaire.

Grande prostration. Oppression plus marquée. — P. 95. — T. 38° 8. — Deux injections.

Soir. — Même état. — P. 95. — T. 38° 5. Trois injections.

Le cobaye, inoculé dans la soirée du 24, succombe aujourd'hui 26, vers onze heures du matin, quarante heures après l'inoculation. Avec mon ami le docteur Dubujadoux, nous examinons au microscope la sérosité extraite de la plaie d'inoculation et nous trouvons une grande quantité de bactéridies. Dans le sang du foie, nous en trouvons un plus grand nombre accumulées entre les globules,

27 matin. — L'état général est mauvais. L'œdème dur moins fort en avant, a beaucoup progressé en bas ; il dépasse le bord inférieur de la mâchoire, — P. 106. — T. 39.

Trois injections.

Midi. — Le docteur Jacquet, voyant la malade plus fatiguée, la fait voir à son confrère le docteur Pélissier et m'envoie demander. J'arrive à une heure, et avec mes deux confrères, je constate l'état suivant :

Prostration accentuée. Oppression très-grande. — P. 120. — T. 39° 8. Etat général mauvais. — Toute la région de la joue occupée par les vésicules et les phlyctènes est tachetée de points noirâtres, et très-œdématiée. La dureté de l'œdème a diminué un peu en dedans, vers le nez, mais elle persiste très-marquée vers les régions malaire et temporale et en bas jusqu'au niveau du maxillaire inférieur. L'œdème des paupières est toujours très-prononcé à gauche : il n'a pas diminué à droite. L'état dans lequel se trouve la malade inspire à mes deux confrères ainsi qu'à moi, des inquiétudes réelles. Dès lors, je prends le parti de faire des injections beaucoup plus fortes et de continuer les boissons et les pansements avec la solution au millième. — Les injections désormais sont faites avec la solution suivante ;

0,25 d'iode métallique,
0,50 d'iodure de potassium,
62,50 d'eau distillée.

Ce qui est l'équivalent de la solution suivante :

3 grammes de teinture d'iode.
62 grammes 50 d'eau distillée.
Q. S. iodure de potassium,

Ou en d'autres termes, l'équivalent] de la solution de 4 grammes d'iode avec 996 grammes d'eau ou de 48 grammes de teinture d'iode pour 952 grammes d'eau.

Je fais cinq injections au pourtour de l'œdème dur, vers le bord inférieur du maxillaire inférieur, avec cette solution forte : il est deux heures du soir.

Soir, sept heures. — L'œdème dur n'a pas augmenté. La prostration et l'oppression sont moins grandes. La moiteur de la peau est profuse. L'état général est meilleur. — P. 95. — T. 37.

Quatre nouvelles injections fortes.

Potion avec 125 grammes d'eau ; 60 grammes de sirop de sucre et 25 grammes d'acétate d'ammoniaque. — Une grande cuillerée toute les deux heures.

Le soir, un second cobaye est inoculé à la racine de la

cuisse droite avec du sang recueilli à la partie supérieure du thorax, à gauche.

28 matin. — La dureté de l'œdème a diminué. — Les paupières sont moins gonflées.

Oppression moindre. — Transpiration pendant la nuit. Le pouls est plus fort. P. 85. — T. 36. — Trois injections.

Une heure soir. — T. 36. — P. 85. Deux injections.

Sept heures soir. — T. 37. — P. 90. Deux injections. L'œdème dur diminue. — Moiteur de la peau. — Le pouls est plus fort.

Le troisième litre de la solution au 1/1000 est commencé en boisson et en applications locales.

29 matin. — Diminution de l'œdème des paupières, des lèvres et de la région du cou. La dureté ligneuse continue à diminuer.

L'état général est meilleur. P. 80. — T. 36° 5.

Deux injections fortes.

Soir. — L'amélioration continue. La malade éprouve une sensation de froid à la joue, durant la journée ; mais cette sensation disparaît au bout de quelques heures. P. 90. — T. 36°.

30 matin. — Le ramollissement des parties indurées se fait partout. L'état général est bon. — Pas la moindre anxiété. L'oppression a disparu ; le sommeil est revenu. La malade a mangé un peu, ce matin, et avec quelque appétit. — P. 80. — T. 36°. — Une injection.

Soir. — P. 84. T. 36° 2. — Une injection.

31 matin. — Il n'y a plus trace d'œdème aux paupières droites ; il existe encore, mais peu accentué aux paupières gauches. La coloration livide qui existait au bas de la paupière inférieure gauche a disparu. L'état général est bon. P. 80. — T. 36° 2. — Pas d'injection.

La boisson et le pansement sont continués.

1er septembre. — Toute la partie recouverte de vési-

cules est noirâtre, légèrement déprimée, le cercle éliminatoire commence à se montrer.

Quelques piqûres, au niveau du maxillaire inférieur,
sont légèrement enflammées. Etat général très-bon.

Tout traitement iodé est cessé. — Vin de quinquina.

2 sept. — L'amélioration continue. La malade s'est pro-
menée. — P. 70. — T. 36° 5.

3 sept. — L'œdème a disparu complètement. Le cercle
éliminatoire de l'escharre s'accentue. Les forces revien-
nent, et la femme M... parle déjà de quitter sa sœur qui
l'avait reçue chez elle. — P. 70. — T. 36° 5.

9 sept. — La femme M... va très-bien; sa santé générale est excellente. L'escharre se détache chaque jour de
plus en plus.

15 sept. — Etat général très bon. La chute de l'escharre
aura lieu bientôt ; les bourgeons charnus sont rouges
dans tous les points que l'escharre a déjà abandonnés.

Le cobaye inoculé dans la journée du 27 août n'a subi
aucune influence de l'inoculation,

Cette observation présente d'autant plus d'intérêt
qu'il s'agit d'un œdème malin des paupières chez une
femme de 68 ans, très-débile, atteinte de rhumatisme
chronique.

Malgré l'évidence des signes cliniques, la preuve du
diagnostic a été faite par l'inoculation et la mort d'un
cobaye dont le sang était rempli de bactéridies.

L'amélioration dans la santé de la malade a coïncidé
avec les injections fortes, et cette amélioration a coïncidé elle-même avec la disparition des bactéridies, ce
qui est prouvé par la seconde inoculation restée stérile.

Le traitement iodé a été seul employé en injections
hypodermiques avec la solution au millième pendant

trois jours ; c'est alors que, voyant la résistance de la
virulence et les dangers courus par la malade, j'eus recours à des injections au 1/250, après lesquelles le
mal céda immédiatement.

A midi, le pouls était à 120, la température à 39° 8.
L'oppression et la prostration étaient très-grandes,
cinq injections sont faites, et à sept heures, le pouls
était à 95 et la température à 37°.

La dyspnée et la faiblesse avaient diminué ; la malade se trouvait mieux et l'œdème dur était arrêté. --
D'ailleurs on n'avait pas cessé de donner à la malade
de la solution au 1/1000 en boisson, et des compresses
imbibées de cette solution avaient été appliquées en
permanence sur la région malade.

Le résultat obtenu est d'autant plus satisfaisant que
les paupières envahies par l'œdème ne se sont pas spha-
célées, comme cela a lieu ordinairement. Le traitement
iodé a donc empêché le sphacèle des paupières ; et
comme il a été employé seul, il est équitable aussi de
lui rapporter la guérison.

L'efficacité de l'iode contre les maladies charbonneuses de l'homme paraît démontrée par les faits pré-
cédents. Et si, déjà avant 1873, M. Déclat a fait res-
sortir l'importance de l'acide phénique comme moyen
curatif de la pustule maligne et de l'œdème malin, il
n'en reste pas moins certain que M. Davaine a eu le
premier le mérite de mesurer la puissance antivirulente de l'iode, et de prouver par des recherches expéri-
mentales que l'iode est le meilleur antiseptique connu.

Par ses expériences, communiquées à l'Académie des

sciences en 1873, M. Davaine a établi qu'une dilution de 1/12000, c'est-à-dire 1 gramme d'iode dissous dans 12000 grammes d'eau, suffit pour neutraliser la virulence du sang charbonneux après une demi-heure de contact, tandis que, pour produire les mêmes effets, il faut 1/5000 d'acide sulfurique, 1/400 de potasse caustique, 1/200 d'acide phénique et 1/150 d'ammoniaque.

M. Davaine, dans ces derniers temps, a repris ses expériences, et, si les résultats restent les mêmes pour l'acide sulfurique, la potasse caustique, l'acide phénique et l'ammoniaque, il arrive à prouver qu'une dilution de 1/170,000 ou plus simplement de 1 centigramme d'iode dans 1,700 grammes d'eau constitue la limite extrême de son action antiseptique.

Le même savant a fait des expériences sur le sublimé corrosif, et il trouve que sa dilution peut aller jusqu'à 1/150,000 ou 1/160,000, ce qui représente 1 centigramme pour 1500 ou 1600 grammes d'eau.

M. Davaine a expérimenté aussi le suc de feuilles de noyer sur des cobayes et il le trouve antivirulent.

Toutes ces expériences ont une importance réelle ; mais les plus probantes seraient celles que MM. J. Guérin et Lancereaux ont réclamées de M. Davaine, dans la séance de l'Académie de médecine (27 juillet), et qui consisteraient à observer simultanément des animaux inoculés, puis traités par les injections d'iode, et d'autres animaux abandonnés à eux-mêmes après inoculation du virus charbonneux.

M. Davaine a répondu qu'il avait déjà fait ces expériences et qu'il les communiquerait.

Quoiqu'il en soit, l'iode reste toujours le premier anti-septique connu, mais il n'a pas seulement des propriétés antivirulentes très-énergiques, il agit aussi comme les ammonicaux à titre d'excitant diffusible. Son importance curative est donc doublement utile.

L'iode est à peine soluble dans l'eau ; on le prescrira à l'intérieur avec le double de son poids d'iodure de potassium.

Pour boissons, les solutions seront les suivantes :

> 0,25 d'iode,
> 0,50 d'iodure de potassium,
> Un litre d'eau,

c'est-à-dire la solution au 1/4000 comme dans la première observation ; ou bien :

> 0,50 d'iode,
> 1   gramme d'iodure de potassium.
> Un litre d'eau,

c'est-à-dire la solution au 1/2000, comme dans les seconde et troisième observations ; ou bien encore la solution au 1/1000.

> 1 gramme d'iode,
> 2 grammes d'iodure de potassium,
> Un litre d'eau.

Le malade boira trois, quatre ou cinq grandes cuillerées toutes les deux heures ; et si c'est un enfant deux cuillerées seulement. Le degré de dilution variera suivant l'indication, de manière que la quantité prescrite dans les vingt-quatre heures soit de 25 centigrammes, à 1 gramme d'iode pour 1000 grammes d'eau.

Pour injections sous-cutanées on aura recours aux mêmes solutions; on pourrait aller beaucoup plus loin, au 1/500, par exemple, au 1/250, et si l'on voulait faire des injections très-énergiques, utiliser les solutions au 1/100 et même au 1/50, sans que les tissus en soient altérés.

La solution d'iode métallique pourra être remplacée par la teinture d'iode qui, à la campagne surtout, est d'un emploi facile; et alors, pour boissons, on doserait ainsi 3, 6, 9 ou 12 grammes de teinture d'iode pour 1,000 grammes d'eau, et pour injections, on emploierait les mêmes solutions, ou dans les cas très-graves d'intoxication charbonneuse, des solutions avec 12 grammes de teinture d'iode pour 500 grammes, 100 grammes et même 50 grammes d'eau.

On aura toujours soin d'ajouter à ces mélanges une quantité suffisante d'iodure de potassium pour avoir un liquide limpide.

L'injection sera faite avec la seringue de Pravaz au pourtour du foyer d'infection de manière à le circons- crire; on en fera de quatre à dix et plus, matin et soir, deux ou trois, si c'est un enfant, avec la seringue pleine. L'injection sera poussée lentement sous la plaie, afin d'atténuer la douleur le plus possible.

Le traitement par les injections sera ordinairement de deux ou trois jours; dans le cas d'œdème malin que j'ai rapporté, il a été de cinq jours; mais je suis per- suadé que, si tout d'abord, j'eusse employé les injections au 1/250, l'amélioration se fut produite en deux ou trois jours également; aussi, recommanderais-je instamment dans les cas d'œdème malin, d'utiliser immédiatement les injections avec les solutions au 1/250, au 1/100ᵉ et même au 1/50ᵉ ; on pourra continuer les boissons pendant cinq ou six jours.

Dans les cas de fatigue de l'estomac, les lavements seront utilisés au 1/1000 et même au 1/500. On pourra aussi répandre des vapeurs d'iode dans la chambre du malade pour agir par l'absorption pulmonaire.

Lorsque l'intoxication charbonneuse sera généralisée, il sera utile de joindre à la médication antivirulente la médication stimulante. Aussi, en même temps que l'iode, conseillerais-je l'usage de l'acétate d'ammoniaque, à dose élevée, celle de 50 grammes dans les vingt-quatre heures, suivant la pratique de Guipon, de Laon. — Mais alors pourquoi ne pas employer l'acétate d'ammoniaque seul qui a donné de si bons résultats ? — Parce que l'acétate d'ammoniaque n'agit que sur les effets de la virulence. L'iode seul neutralise la virulence même.

Aussitôt que l'intoxication charbonneuse sera enrayée, on aura recours aux toniques pour réparer les forces.

Quant au pansement local, il consistera, dans les cas de pustule maligne ou d'œdème malin, en compresses imbibées des solutions indiquées et, suivant le cas, en badigeonnages matin et soir, un ou deux jours, sur la région malade avec de la teinture d'iode pure.

Ainsi, en résumé, il y aura toujours quatre indica_

tions à remplir, en présence d'une maladie charbonneuse :

1° Toucher la cause, neutraliser la virulence par la médication iodée ;

2° Seconder cette médication en combattant les effets de la virulence, par les stimulants, l'acétate d'ammoniaque de préférence ;

3° Aider la médication interne par un pansement local antiseptique ;

4° Réparer les forces par les toniques quand la virulence est enrayée.

Si l'on compare les divers moyens employés jusqu'à présent pour combattre les maladies charbonneuses, toute la supériorité reste à la méthode antivirulente basée sur les injections hypodermiques iodées

L'excision ne peut attaquer le mal que sur place, et tout-à-fait au début, sans être une garantie de l'intoxication.

Les caustiques ne constituent aussi qu'un moyen dont l'action ne saurait s'exercer que localement sur la virulence même, tout en reconnaissant que parmi les caustiques, le fer rouge ou le thermo-cautère n'agissent pas seulement sur place, mais aussi dans une certaine zone par rayonnement de la chaleur produite, qui peut alors dépasser 55°, limite extrême de la vie bactéridienne.

Il en est de même du sublimé qui en raison de sa diffusion sur les parties agit aussi comme antivirulent.

D'autre part, les cautérisations quelquefois nombreuses faites sur le mal même et autour du foyer, déterminent des plaies dont la sagacité du médecin ou l'habileté de sa main ne saurait mesurer exactement ni l'étendue ni la profondeur. Il en résulte souvent des suppurations abondantes qui guérissent avec lenteur en constituant une seconde maladie dans la première, et des cicatrices plus ou moins gênantes, quelquefois horribles, surtout si le mal a envahi les paupières, au point qu'on est obligé souvent d'avoir recours, préventivement ou curativement, à la suture, pour combattre leur renversement. Il peut arriver aussi que la vision soit compromise et même totalement perdue.

Le traitement de Pomayrol, de Perpignan, et de Raphaël, de Provins, consiste à appliquer sur la région malade des feuilles de noyer fraîches, dont on a écrasé les nervures, pour que le suc se trouve directement en contact avec le mal. Ce traitement rentre dans la méthode antivirulente dans une certaine limite; le suc des feuilles de noyer agit comme antiseptique par le tannin et le principe acre qu'il renferme. Il tue les bactéridies par son absorption. Ainsi se trouvent expliqués les succès que le docteur Raphaël a obtenus. Mais ce moyen ne permet pas de poursuivre les bactéridies avec autant de sécurité que les injections iodées.

L'emploi de l'éther en pulvérisation sur la région malade, dans le but d'abaisser la température jusqu'à zéro ou au-dessous, pour tuer les bactéridies, est un moyen très-ingénieux auquel le docteur Zimberlin, de Crépy en Laonnais, a eu recours avec succès. L'observation a été publiée dans la *Gazette hebdomadaire* du

16 juillet dernier ; elle avait été communiquée déjà le 17 octobre 1878 à la Société médicale de l'Aisne. Ce traitement est logique, mais il est tout local et analogue à celui dont M. Davaine a parlé en 1873 et qui consiste à produire sur le point malade une chaleur suffisante pour tuer les bactéridies.

Tous ces moyens ont assurément leur importance, mais la méthode antivirulente a sur eux l'avantage d'être absolument interne et de poursuivre la virulence dans la circulation. D'autre part, les injections sous-cutanées iodées donnent une guérison rapide. Peu de temps après le début du traitement, l'amélioration commence, l'œdème diminue, les phénomènes d'intoxication générale s'apaisent et tout danger se trouve écarté. Les petites plaies que la seringue a faites ont été douloureuses, il est vrai, mais elles ne laissent aucune trace. Il reste à surveiller l'élimination de l'escharre que le charbon a pu produire, et à soigner la plaie qu'elle laisse fatalement derrière elle. Ce sera ordinairement une cicatrice peu étendue, et s'il s'agit des paupières, il y aura toute chance pour que la lésion soit peu accentuée, puisqu'au sphacèle déterminé par le mal même ne viendra pas s'ajouter le sphacèle des caustiques. Le sphacèle des paupières pourra même être évité comme cela a eu lieu dans le cas d'œdème malin qui fait le sujet de ma quatrième observation.

En résumé ce traitement est supérieur aux autres :

1° Parce qu'il s'attaque à la virulence même ;

2° Parce qu'il procure une guérison plus rapide ;

3° Et aussi parce que cette médication ne laisse aucune trace de son emploi.

Les injections iodées ont été employées aussi avec succès par plusieurs vétérinaires. Mais ce traitement chez les animaux va se trouver annihilé par la découverte de M. Toussaint, de Toulouse, que M. Bouley annonçait à l'Académie de Médecine le 3 août dernier.

M. Toussaint croit être arrivé, comme il le dit lui-même, au moment où il pourra, *à coup sûr*, vacciner les moutons par troupeaux, sans avoir à redouter aucun accident.

Le procédé de M. Toussaint consiste à défibriner le sang charbonneux, à le faire chauffer à une température de 55 degrés, pour le priver de ses bactéridies et ensuite à l'injecter sous la peau de l'animal que l'on veut préserver.

Plusieurs inoculations sont utiles.

L'immunité n'est absolue que douze ou quatorze jours après la vaccination ; si bien qu'un animal inoculé pourrait contracter la maladie charbonneuse pendant cette période d'incubation.

La découverte de ce vaccin peut avoir des conséquences incalculables.

Mais, entraîné par l'intérêt que ces études présentent, je m'éloigne de mon but. J'ai voulu seulement publier quatre observations prouvant que l'efficacité de l'iode est réelle contre les maladies charbonneuses chez l'homme, trop heureux si j'arrive ainsi à éveiller l'attention sur un moyen utile et facile à employer.

Orléans. — Imp. Ernest Colas.

9 782019 660987